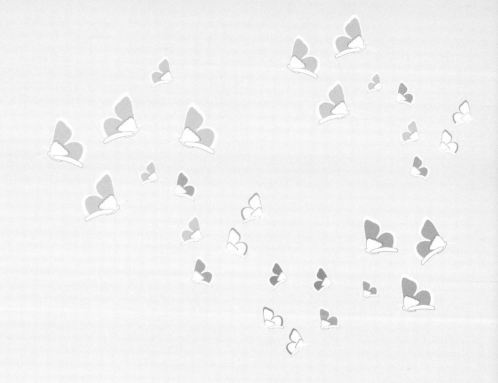

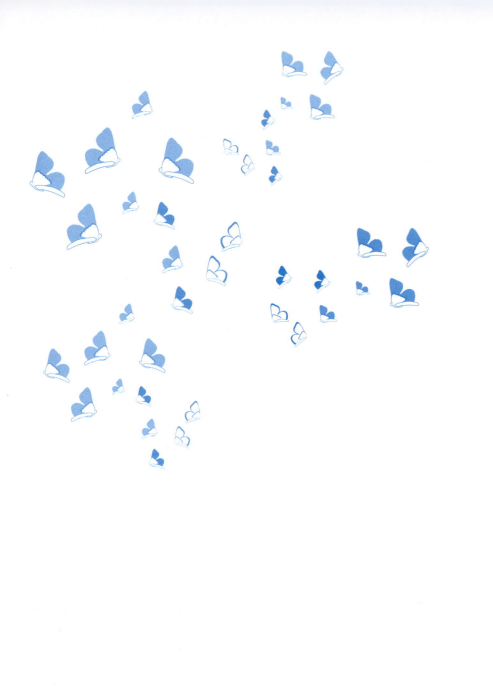

MEUS PRIMEIROS ANOS DE VIDA

Álbum do Menino

Fotografias de Elle Mendenhall

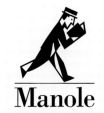

Manole

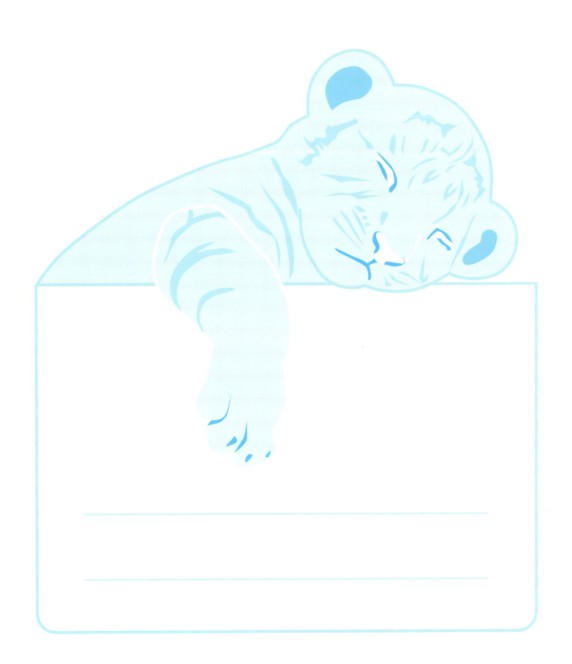

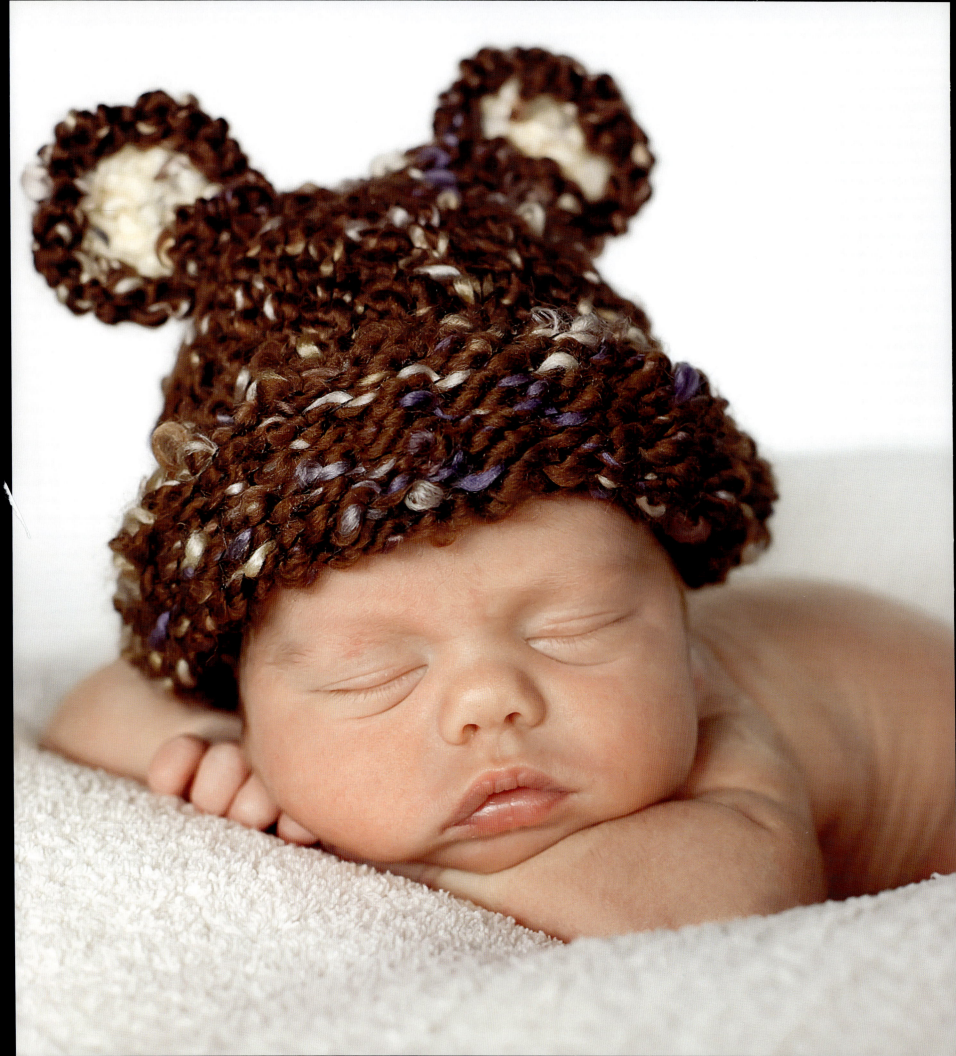

Sumário

Cheguei!

Minha família

Indo para casa

Registros médicos

Meu dia

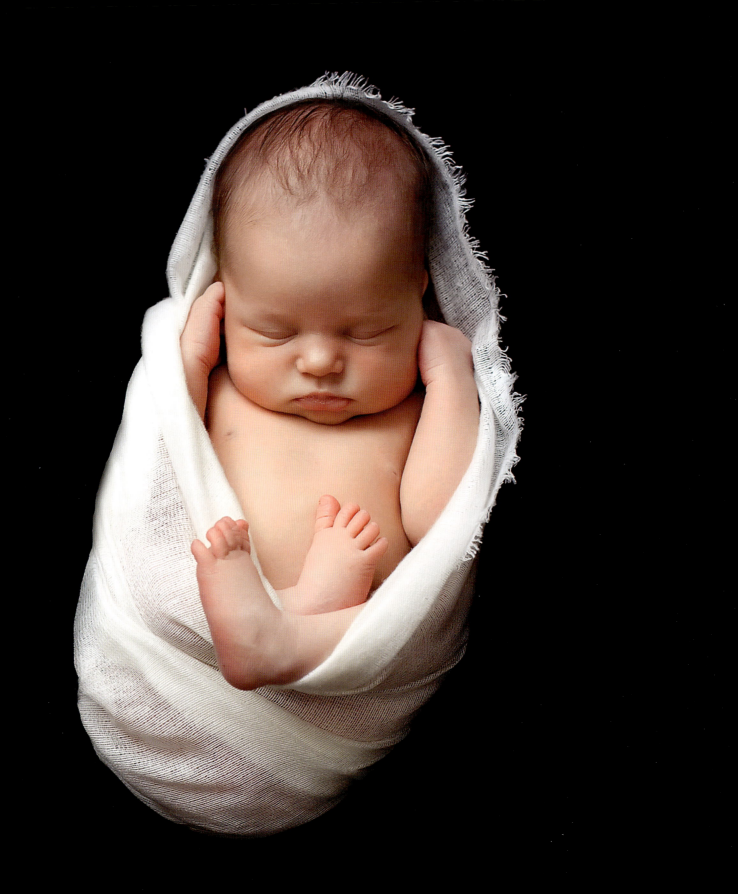

Cheguei!

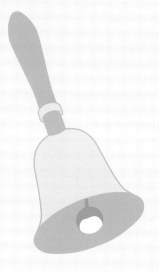

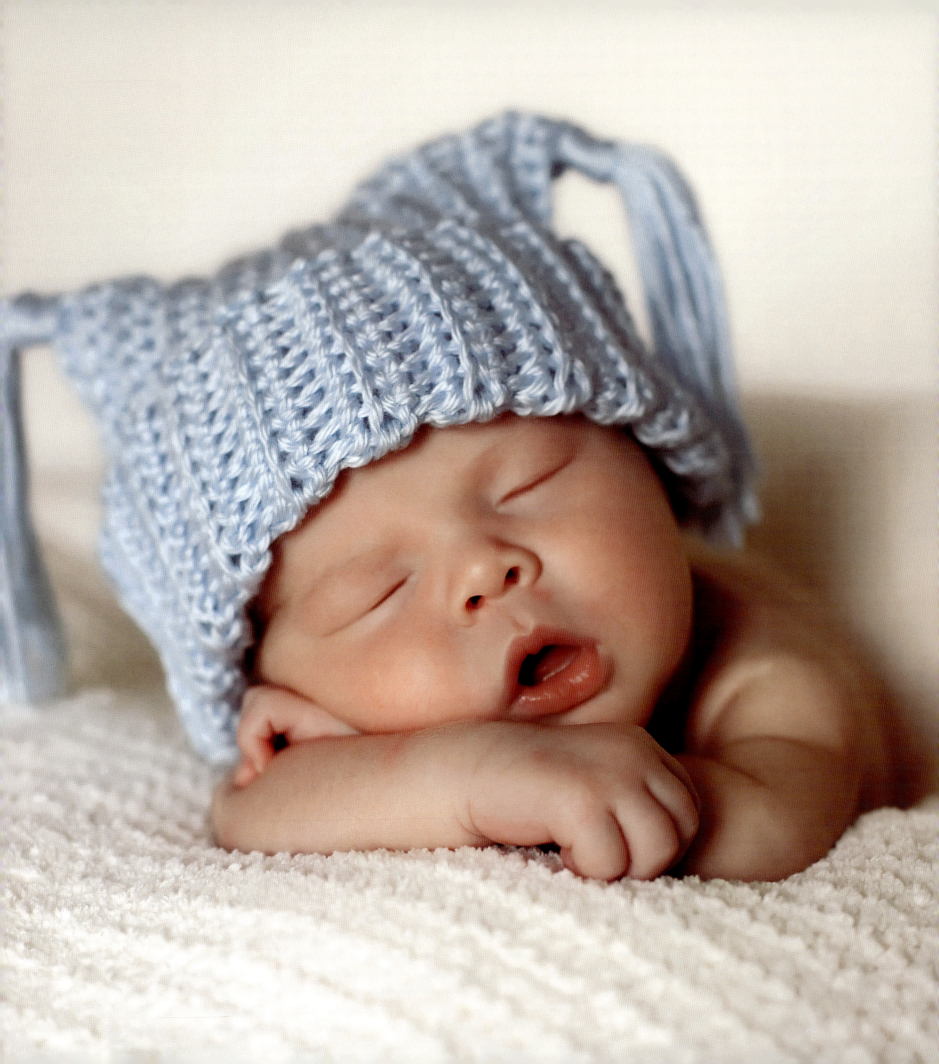

O nascimento

Nome

Dia da semana

Data

Hora

Peso

Comprimento

Local

Equipe médica / pediatra e obstetra

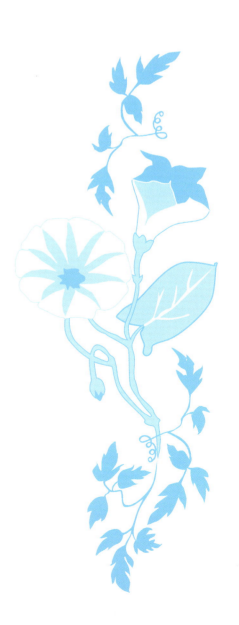

Primeiras impressões e reações

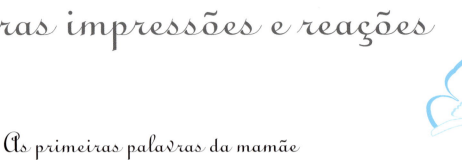

As primeiras palavras da mamãe

As primeiras palavras do papai

Reações de familiares e amigos

Expectativas para o bebê

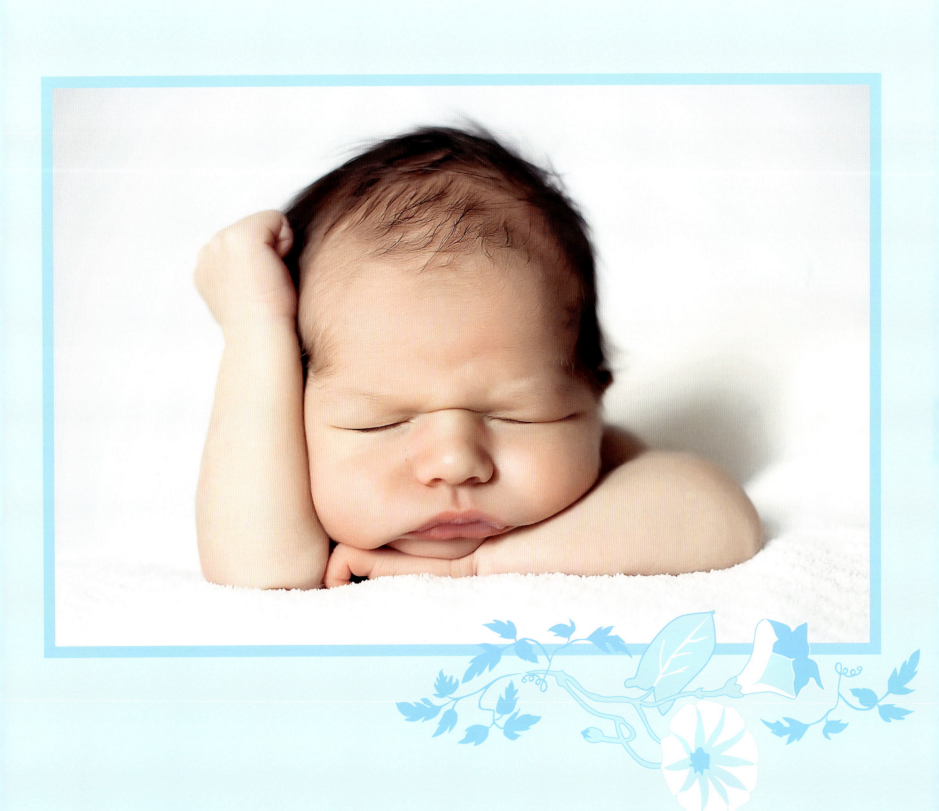

Fotografias

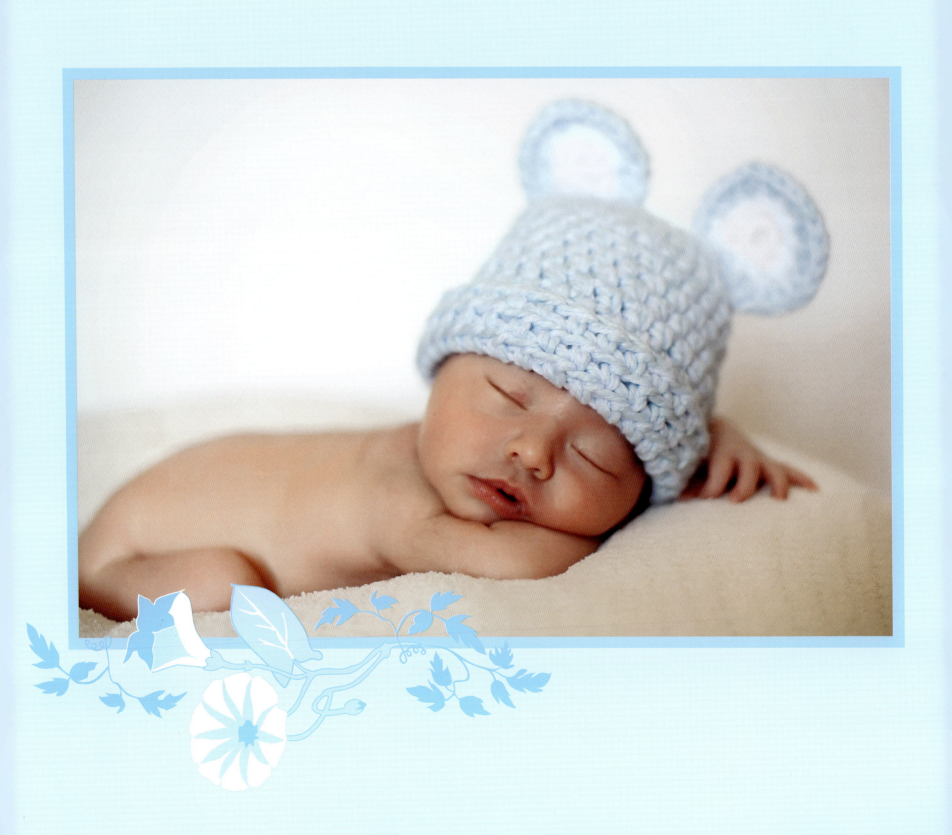

Recordações preciosas

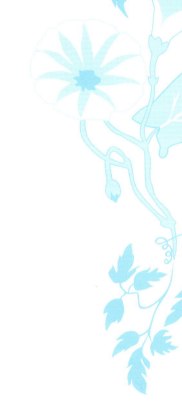

A pulseirinha do hospital

A primeira mechinha de cabelo

As primeiras visitas

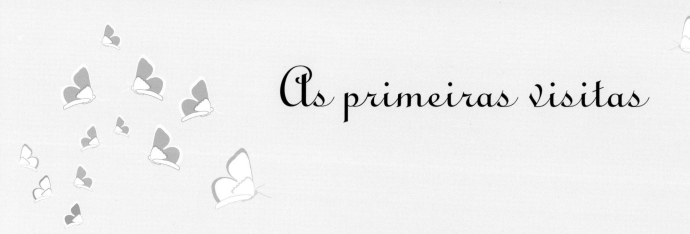

Os primeiros presentes

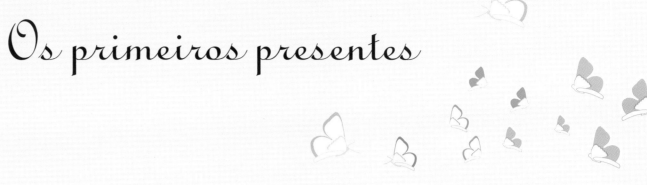

Os cartões de boas-vindas e felicidades

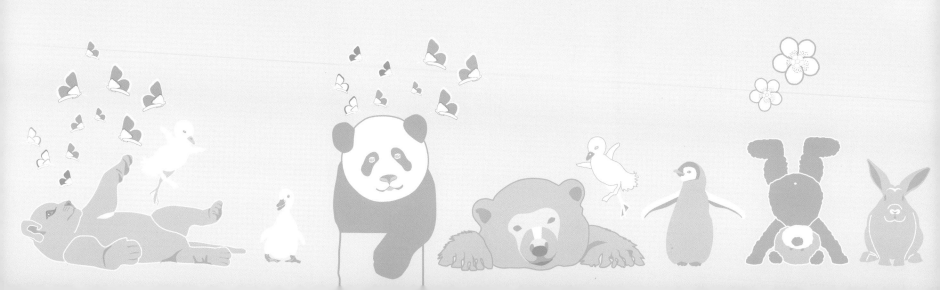

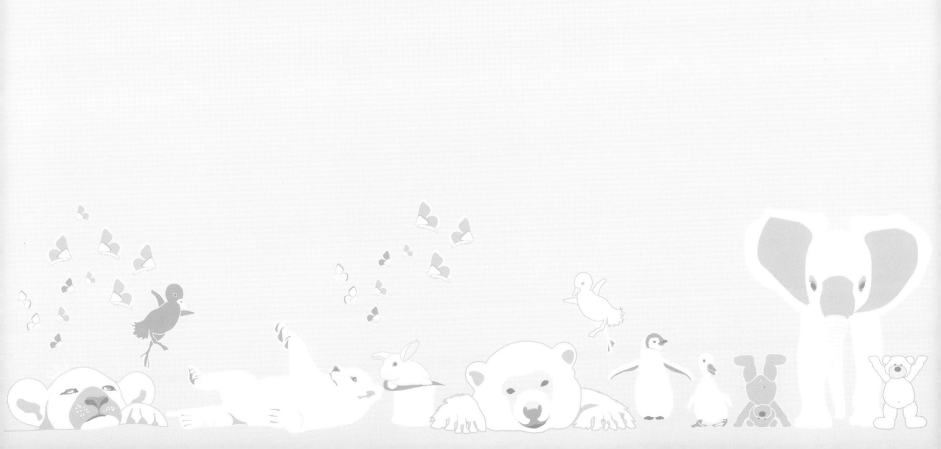

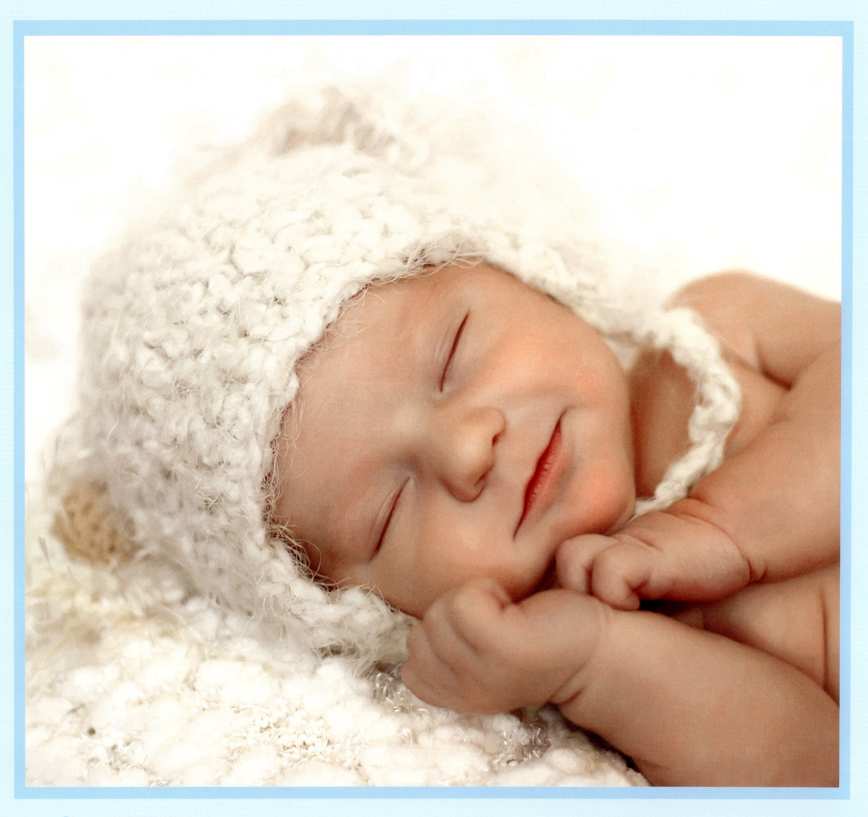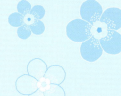

Detalhes pessoais

	ao nascimento	com 6 meses	com 1 ano
Cor dos olhos			
Cor do cabelo			
Tipo físico (biótipo)			
Características distintivas			

Signo

N Meu nome

Meu nome foi escolhido por

_____
_____
_____

O motivo de sua escolha foi

_____
_____
_____

Meu apelido é

_____
_____

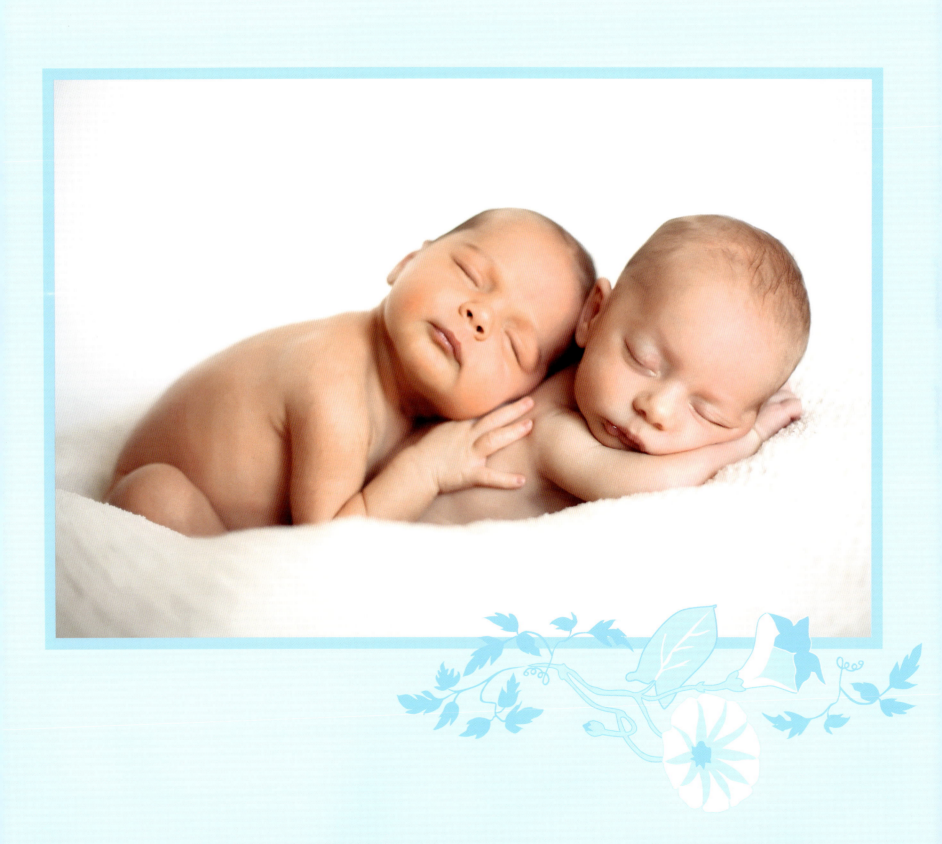

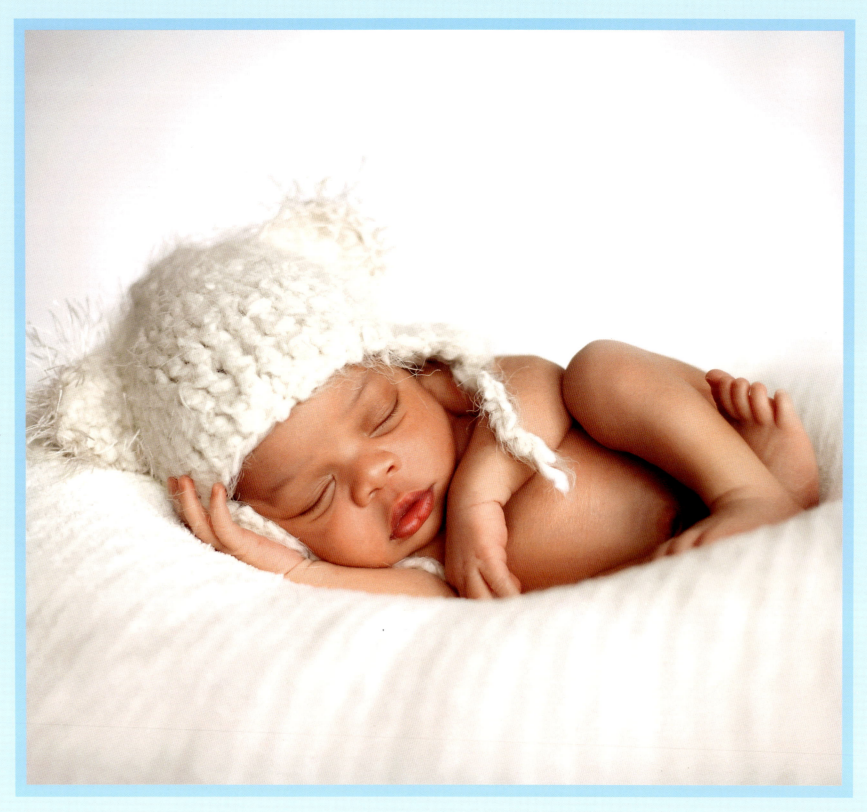

O que acontecia no mundo

Manchetes dos jornais no dia em que nasci

Hits musicais

Filmes populares

O livro do ano

Os líderes mundiais da época

Alguns preços da época (1 litro de leite)

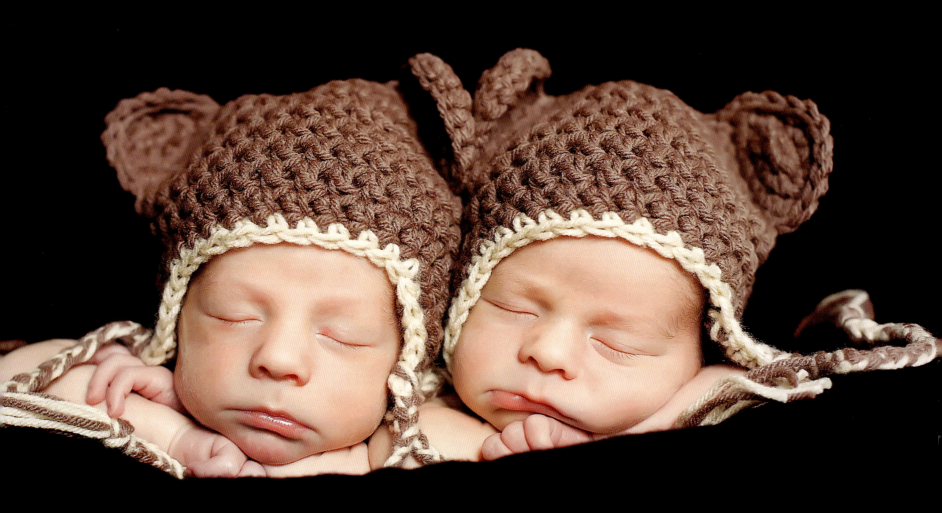

Minha família

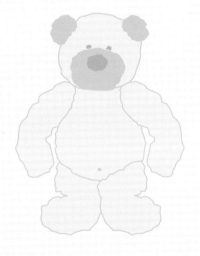

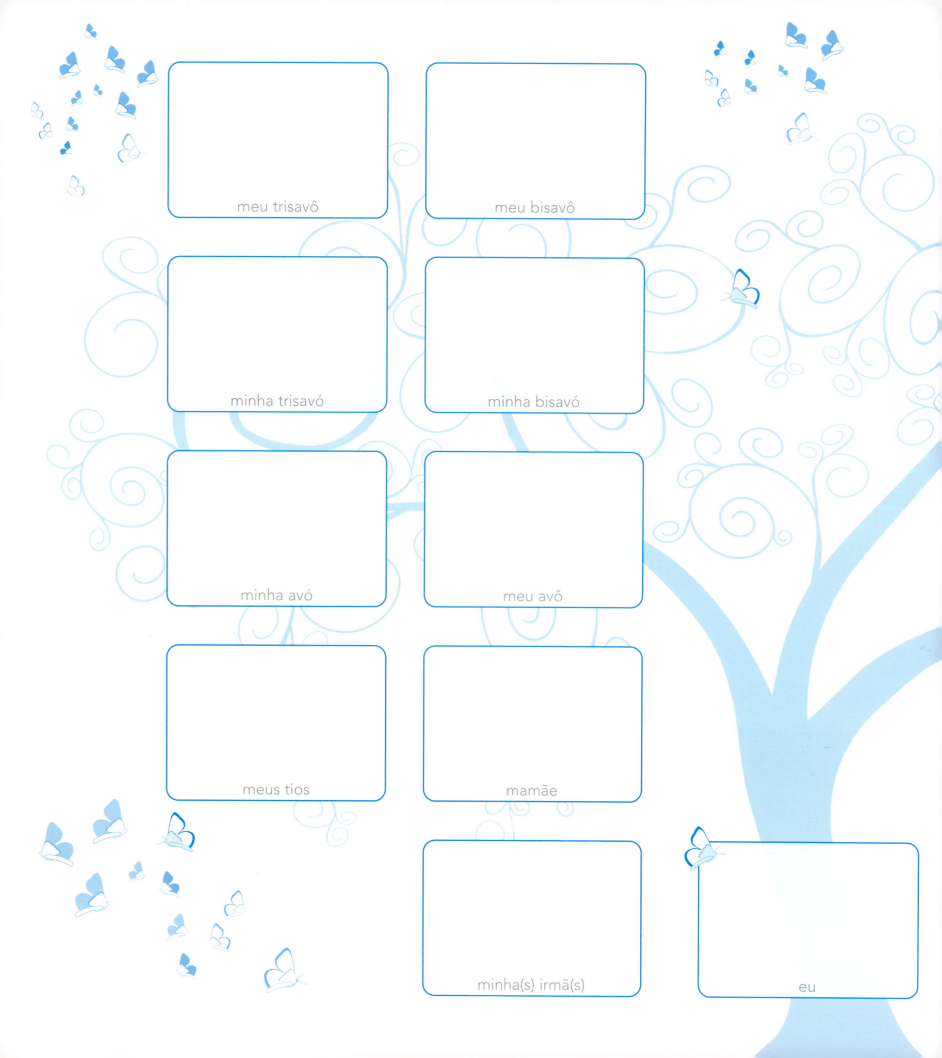

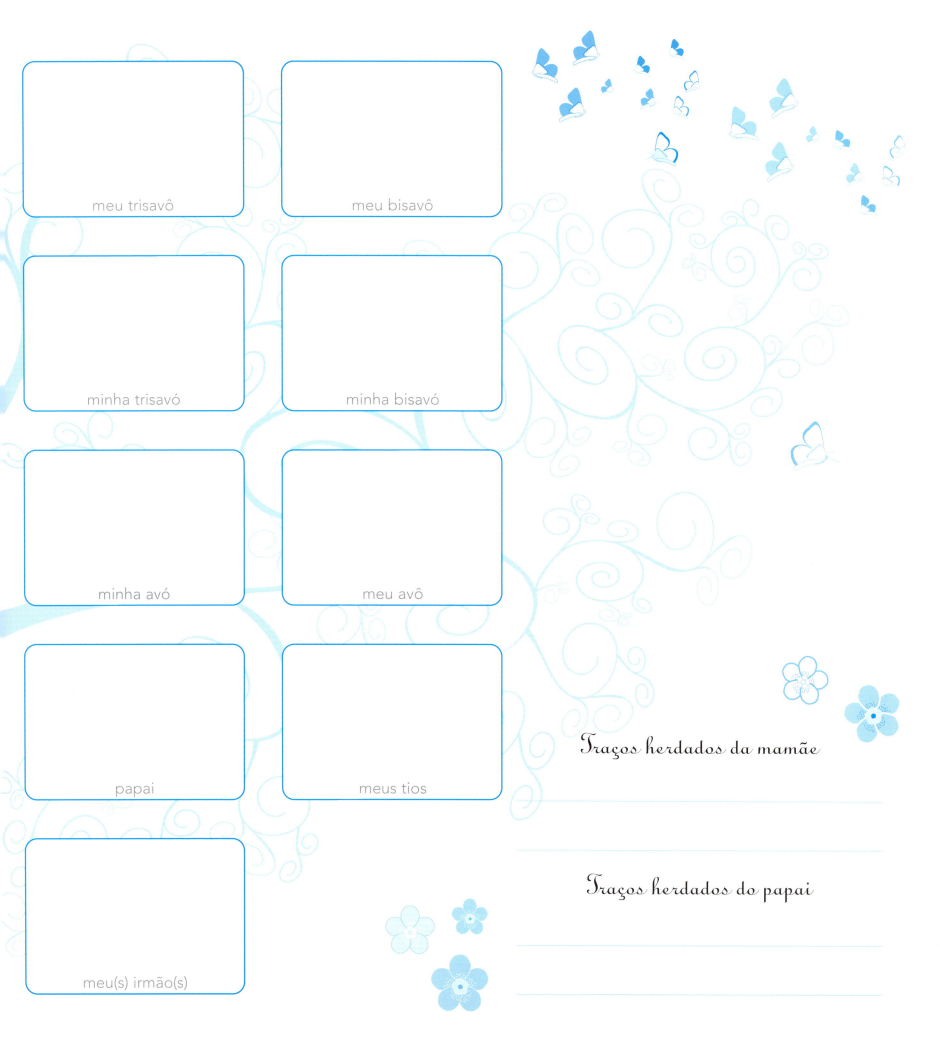

meu trisavô

meu bisavô

minha trisavó

minha bisavó

minha avó

meu avô

papai

meus tios

meu(s) irmão(s)

Traços herdados da mamãe

Traços herdados do papai

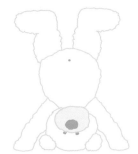
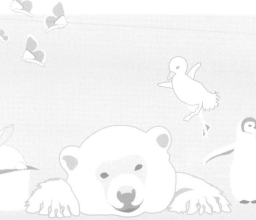
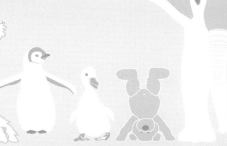

Fotografias
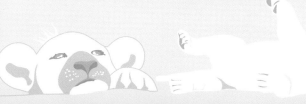

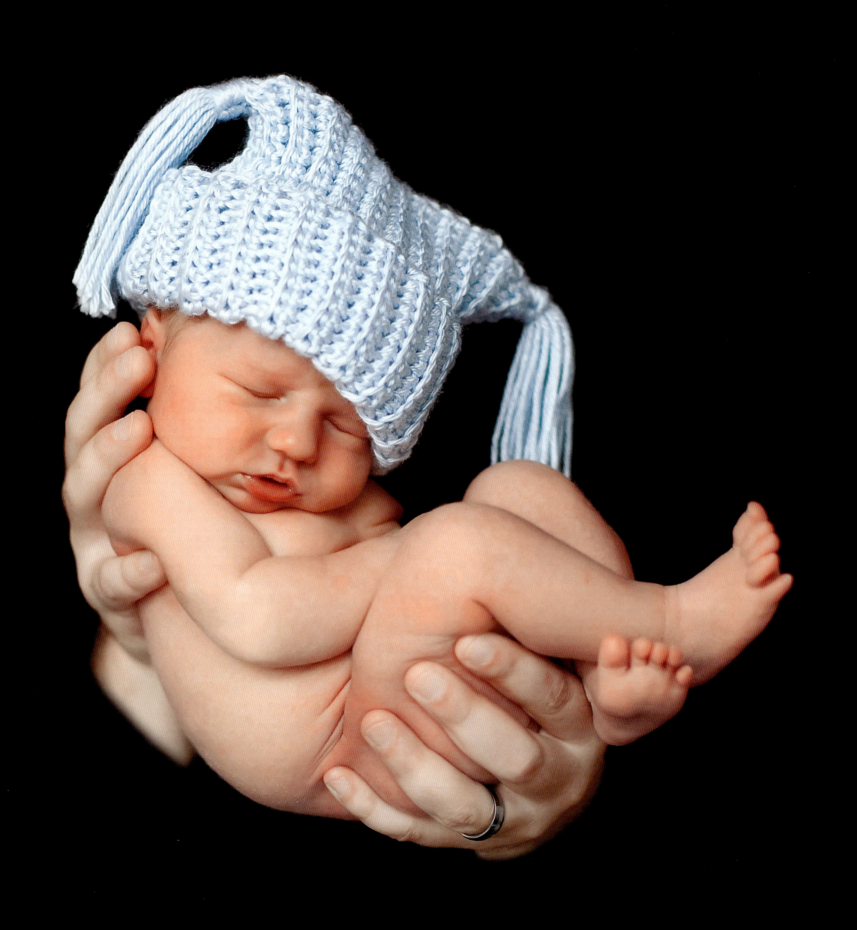

Indo para casa

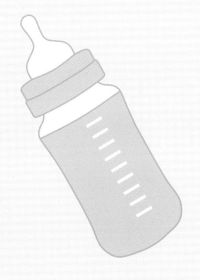

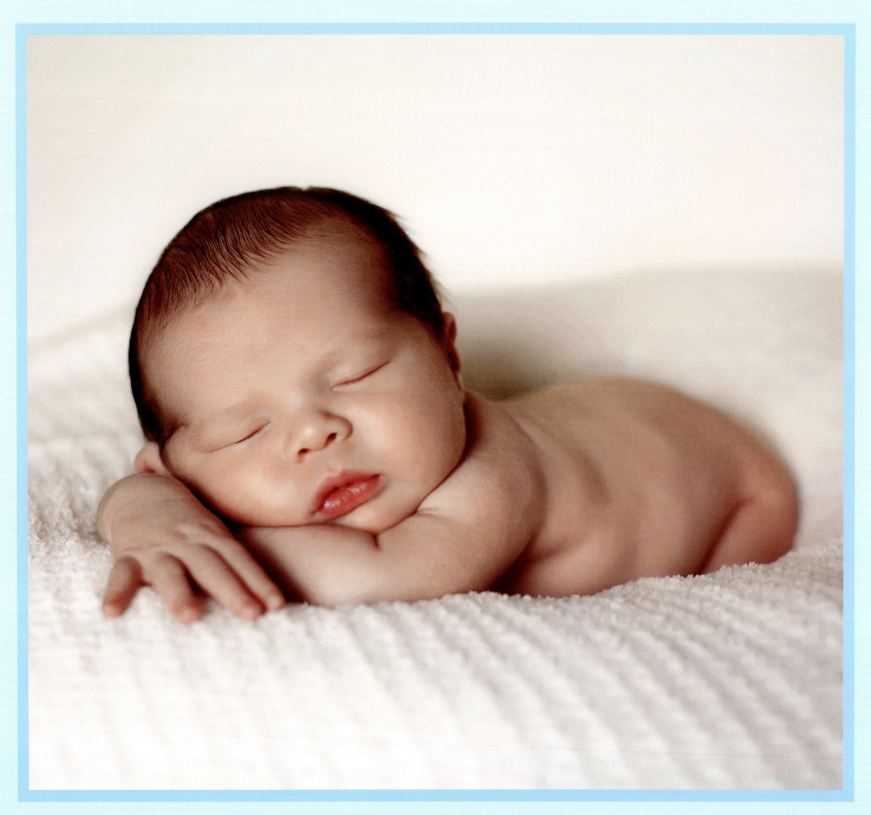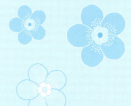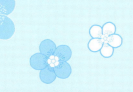

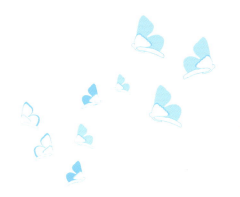

Dia da semana e data

Condições climáticas

As roupinhas que eu vestia

Quem me levou para casa

O primeiro endereço

A decoração do meu quarto

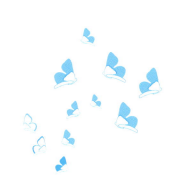

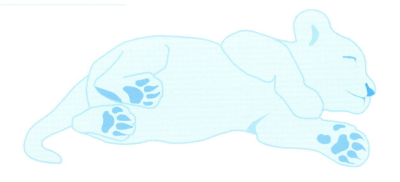

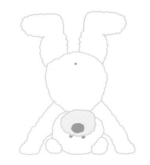
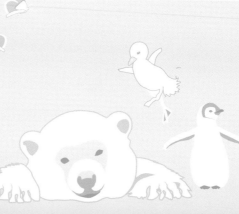
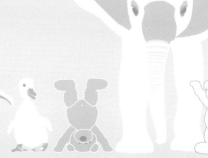

Fotografias

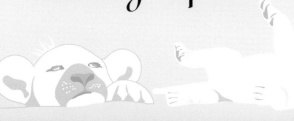

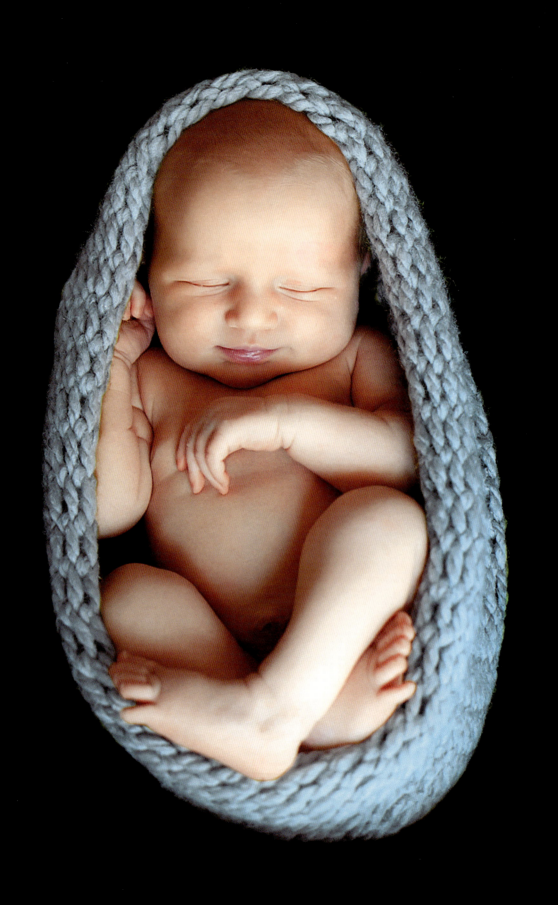

Registros médicos

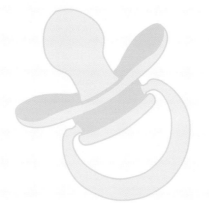

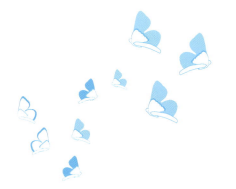

Tipo sanguíneo

_____

Exames médicos

Data	Pediatra	Motivo da consulta

Vacinação

_____

_____

Alergias

_____

_____

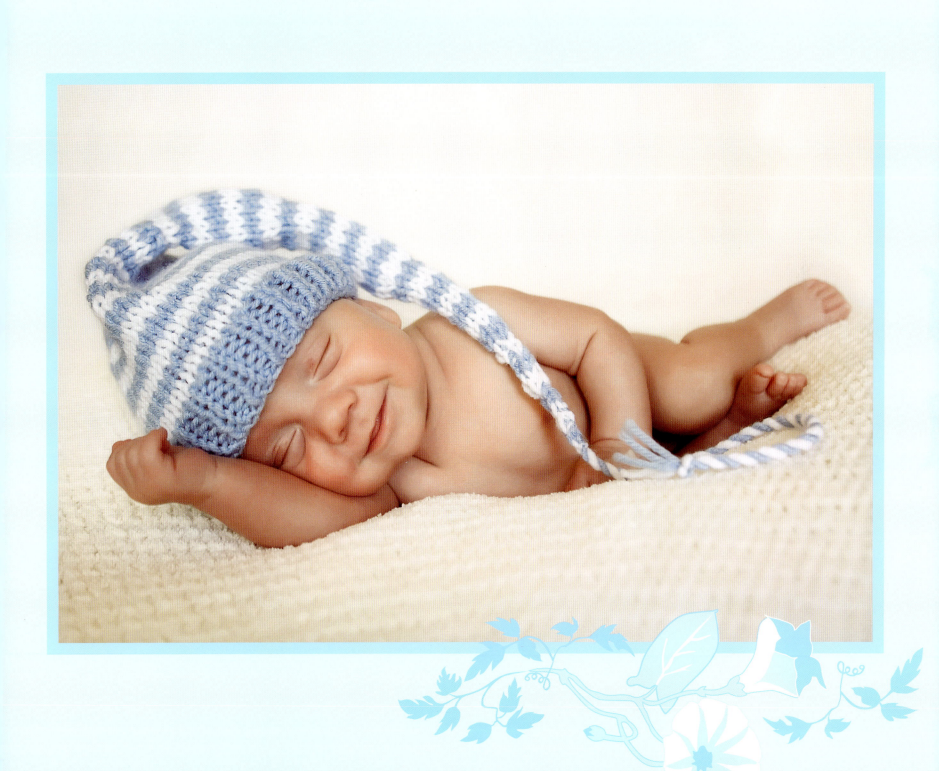

Tabela de peso e altura

	peso	altura
Ao nascimento		
Um mês		
Dois meses		
Três meses		
Quatro meses		
Cinco meses		
Seis meses		
Nove meses		
Doze meses		
Dezoito meses		
Dois anos		
Três anos		

Cartão odontológico

Data do aparecimento do primeiro

Data do aparecimento do primeiro

incisivo central — incisivo central

incisivo lateral — incisivo lateral

canino — canino

primeiro molar — primeiro molar

segundo molar — segundo molar

maxilar

lado esquerdo — lado direito

mandíbula

segundo molar — segundo molar

primeiro molar — primeiro molar

canino — canino

incisivo lateral — incisivo lateral

incisivo central — incisivo central

Como e quem identificou o primeiro dente

Comentários sobre o primeiro exame odontológico

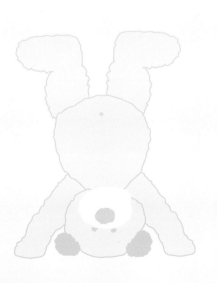

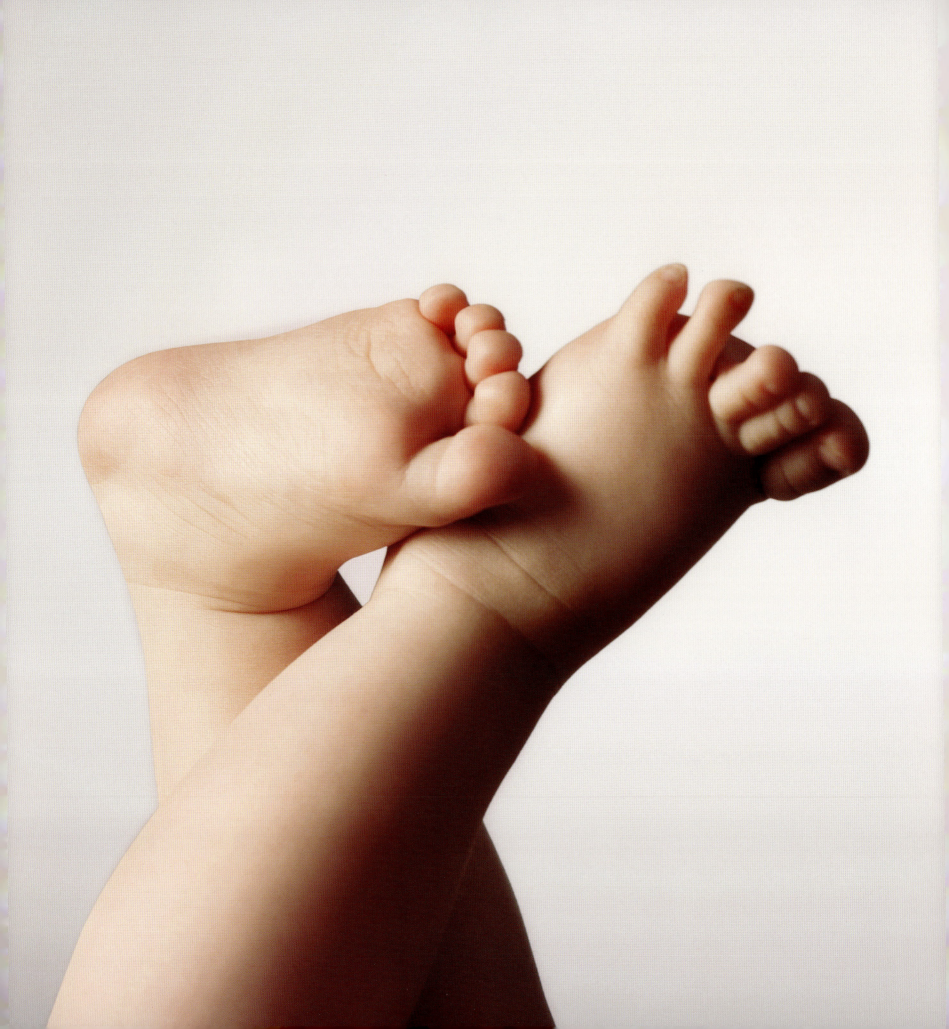

A impressão do pezinho

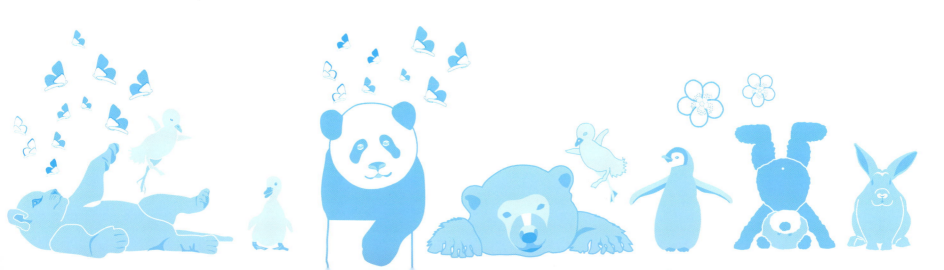

A impressão da mãozinha

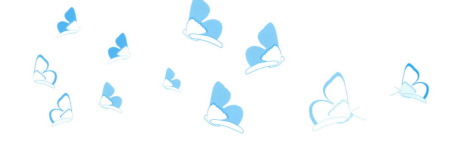

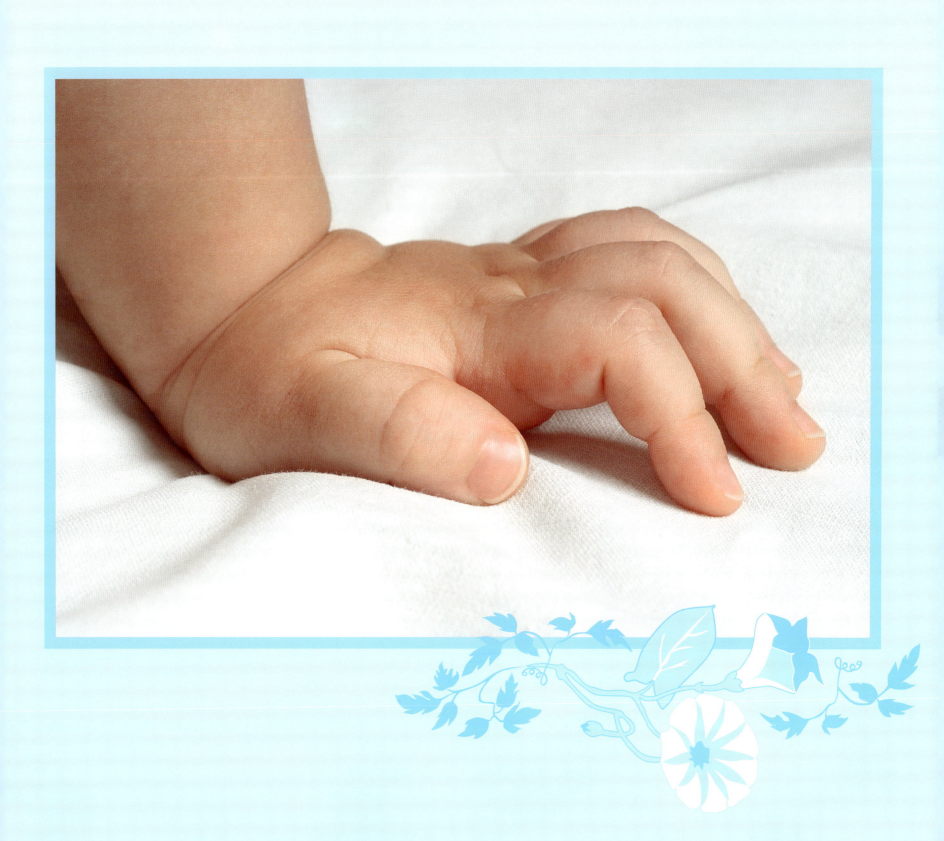

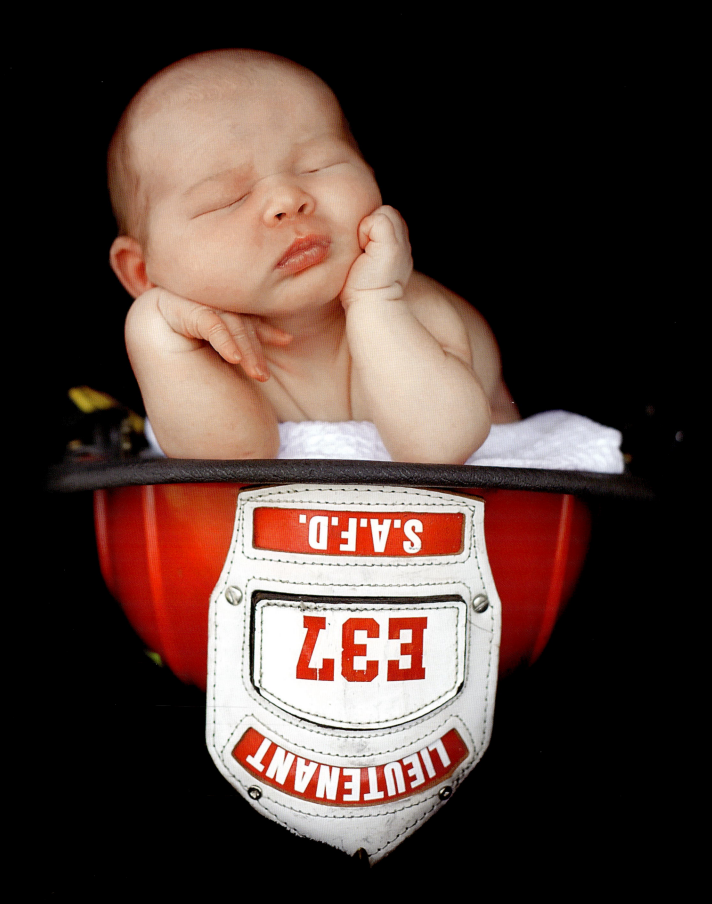

Meu dia

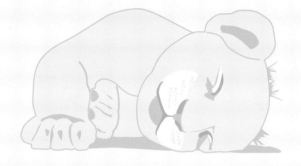

A hora do banho

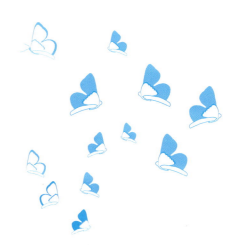

Minhas reações

_____
_____
_____

Brinquedos favoritos

_____
_____
_____

Brincadeiras na água

_____
_____
_____

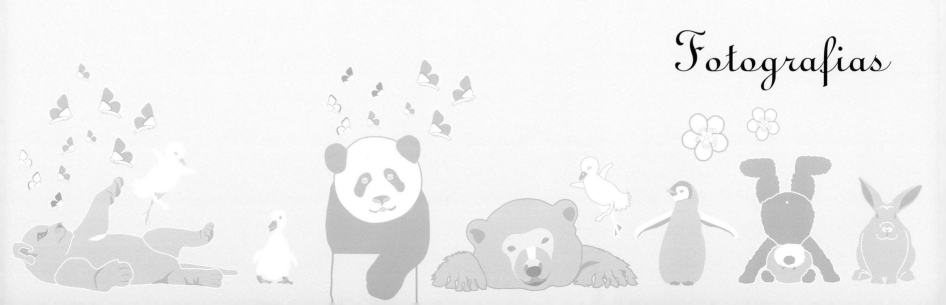

Fotografias

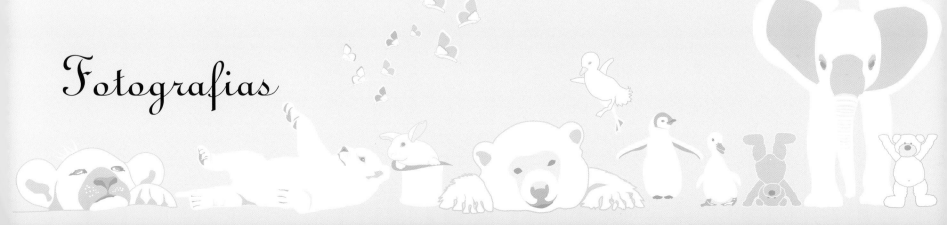

Fotografias

Alimentação do bebê

A primeira vez que comi alimentos sólidos

A primeira vez que usei uma colher

A primeira vez que usei um copo

O que eu gostava de comer

O que eu detestava comer

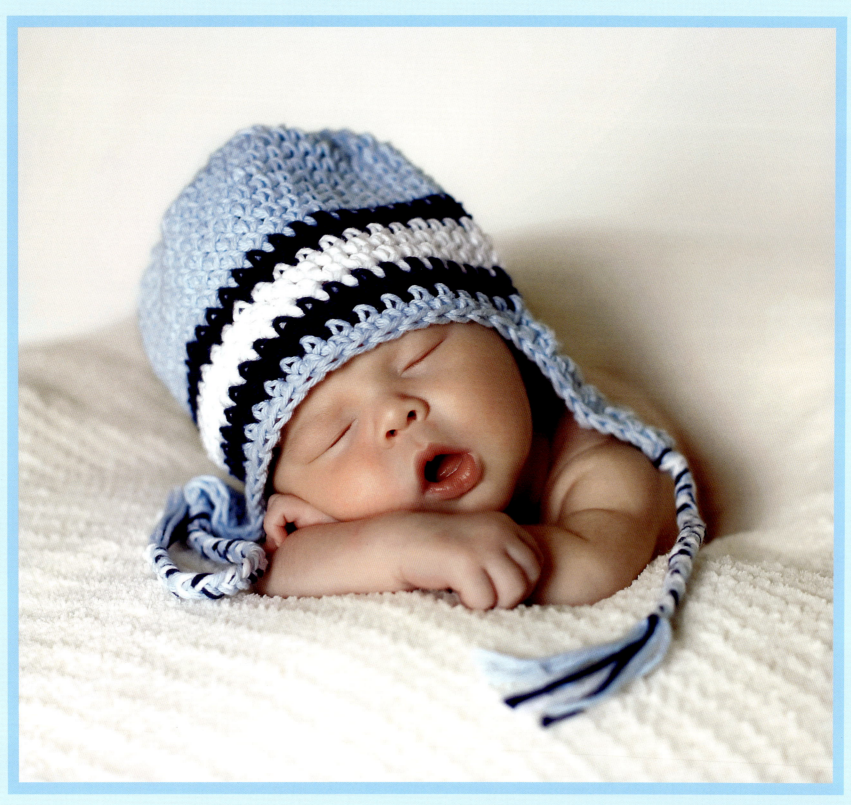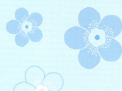

O sono

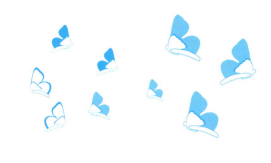

Rituais da hora de dormir

Meu hábito mais fofinho ao dormir

Datas importantes

minha primeira noite no berço

minha primeira noite na cama

Minhas canções de ninar favoritas

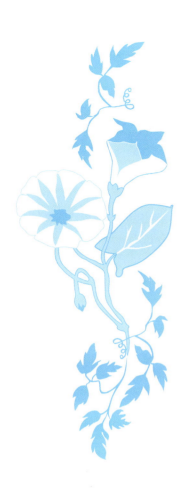

Brilha, brilha estrelinha
Quero ver você brilhar
Faz de conta que é só minha
Só pra ti irei cantar
Brilha, brilha estrelinha
Brilha, brilha lá no céu
Vou ficar aqui dormindo
Pra esperar Papai Noel

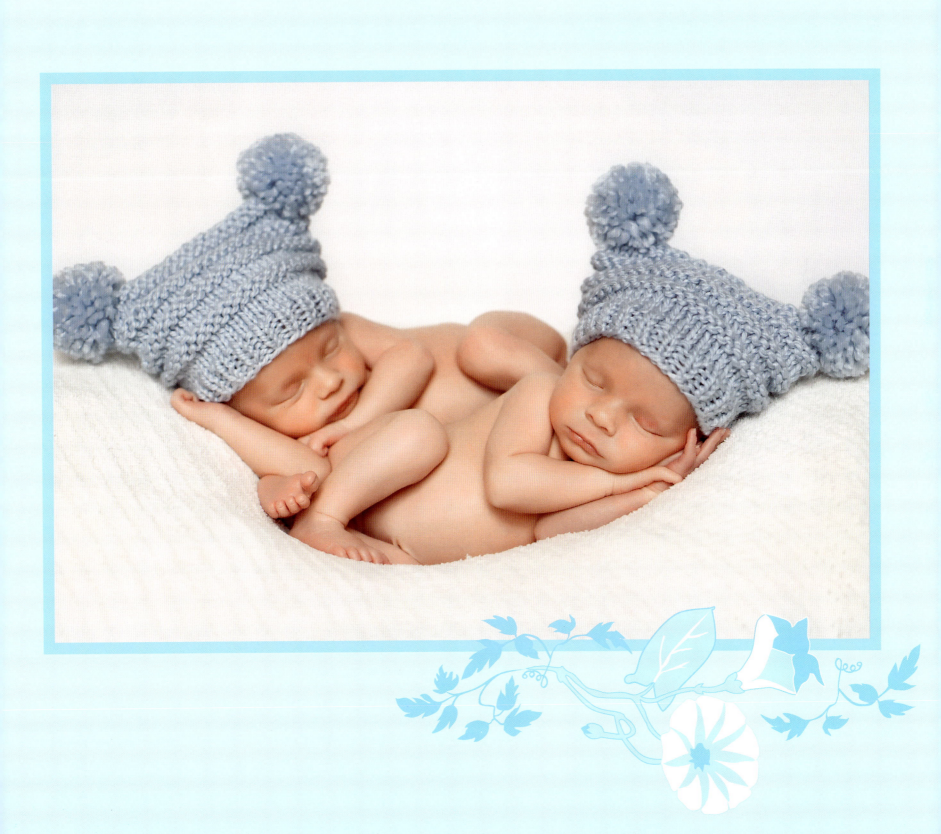

B

Boi, boi, boi

Boi da cara preta

Pega esse menino

Que tem medo de careta

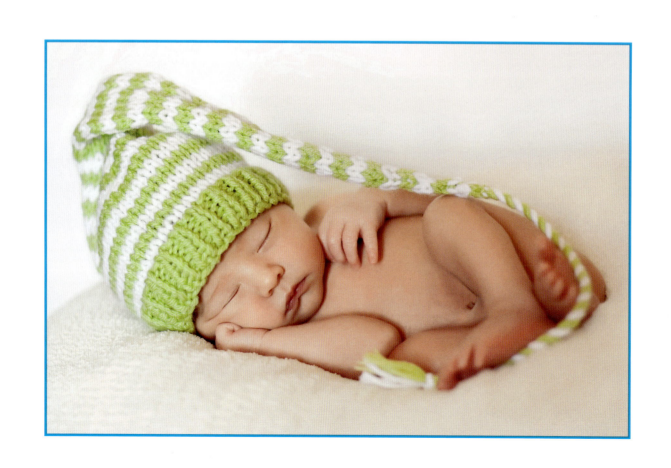

N

Nana nenê
Que a Cuca vem pegar
Papai foi à roça
Mamãe foi passear

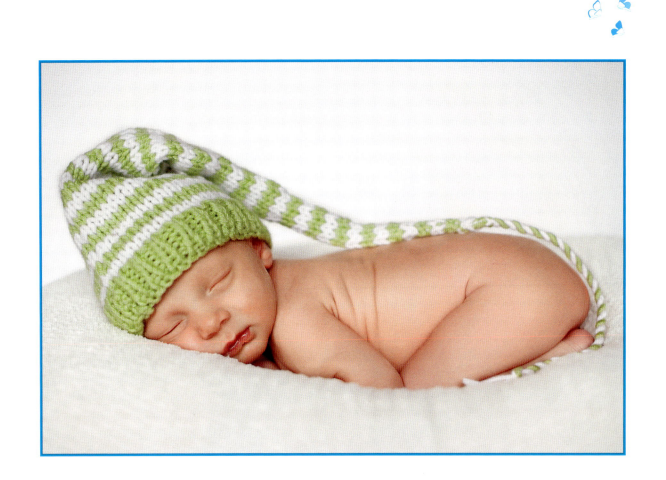

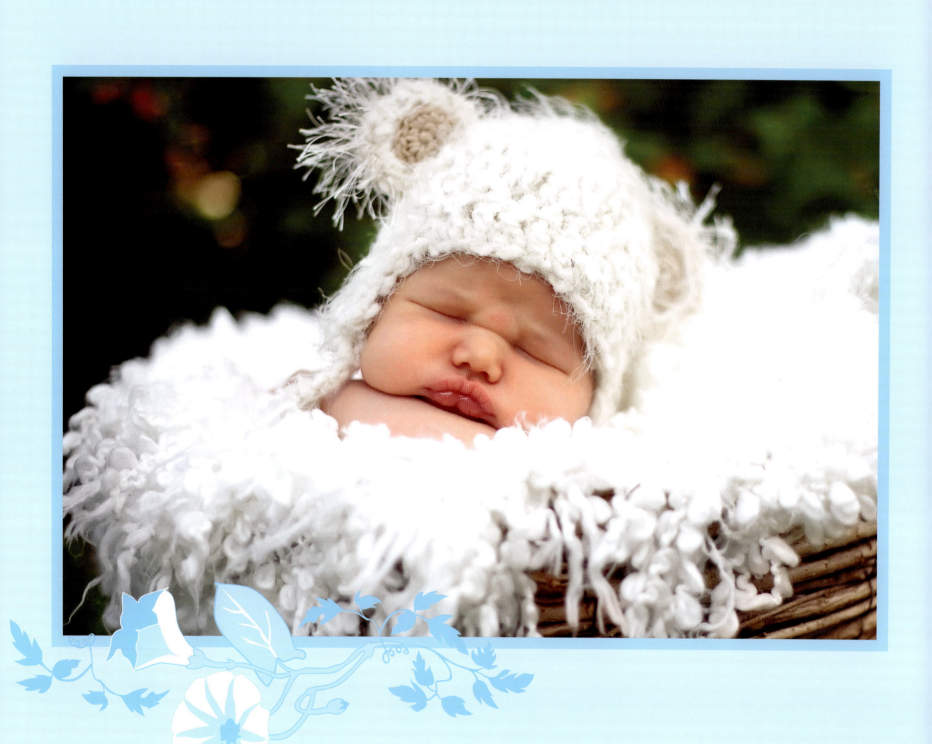

Meus primeiros passeios

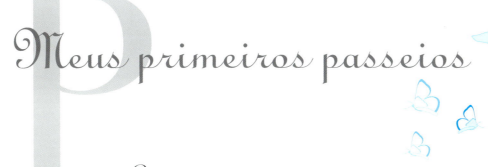

A primeira vez que andei

Local

Dia

Minha reação

Minha primeira viagem de carro

Reações

Minha primeira viagem de trem/avião

Reações

Fotografias

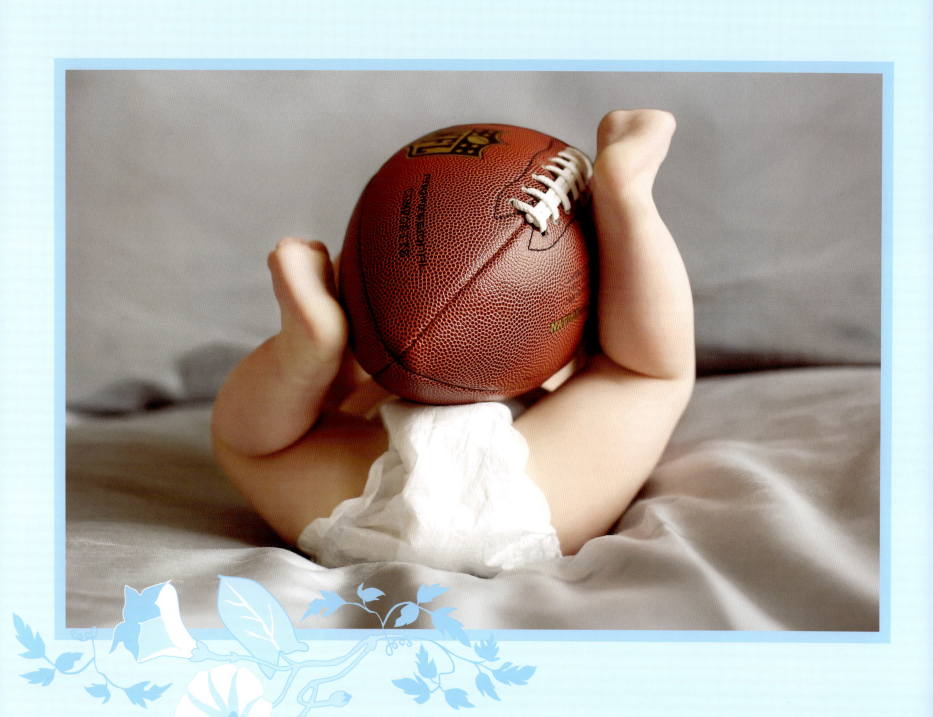

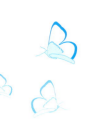
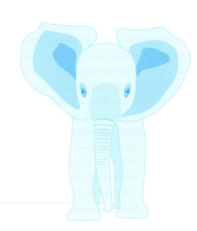

A primeira vez que...

A primeira vez que reconheci mamãe e papai

A primeira vez que ergui a cabeça e os ombros

A primeira vez que acompanhei um objeto com os olhos

A primeira vez que brinquei com os pés

A primeira vez que peguei um brinquedo

A primeira vez que apontei para algo

O primeiro som de animal

O primeiro desenho

Aprendendo a se mover

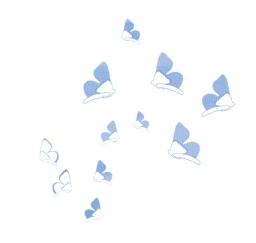

Engatinhando

Levantando-se sozinho

Andando com ajuda

Andando sozinho

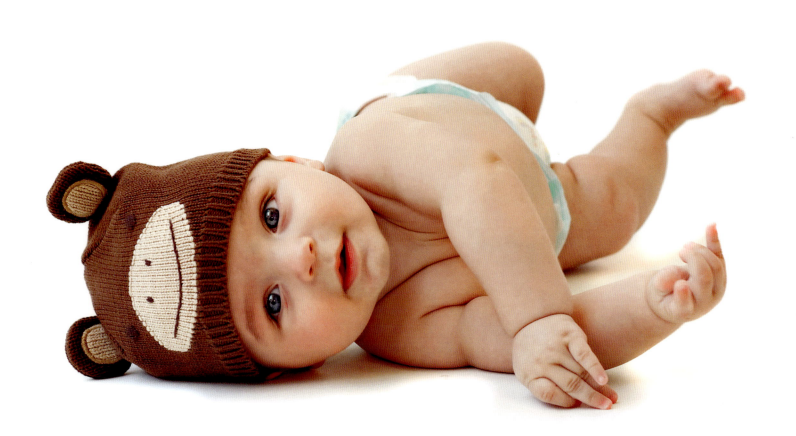

Subindo escadas

Correndo

Pulando

Adoro dançar

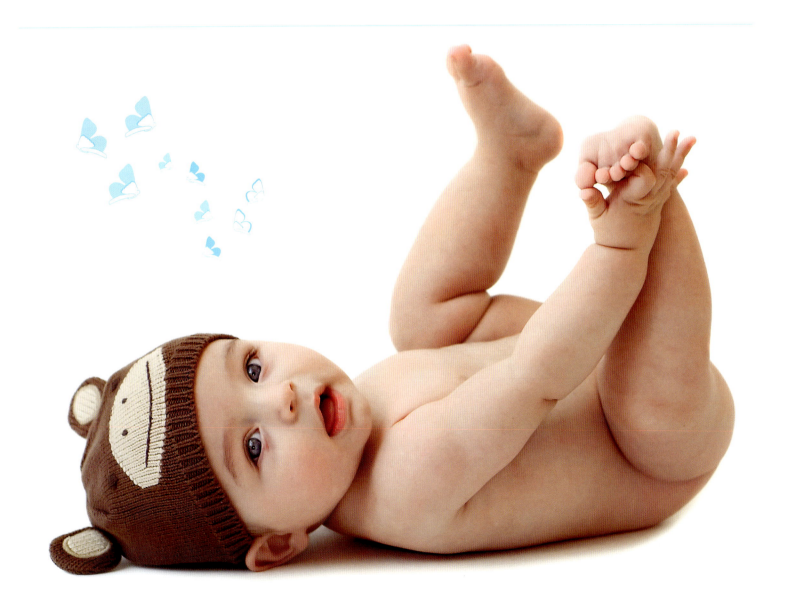

Fotografias

Risos e lágrimas

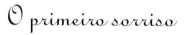

O primeiro sorriso

A primeira gargalhada

O que me fazia feliz

O que me assustava

O que me acalmava

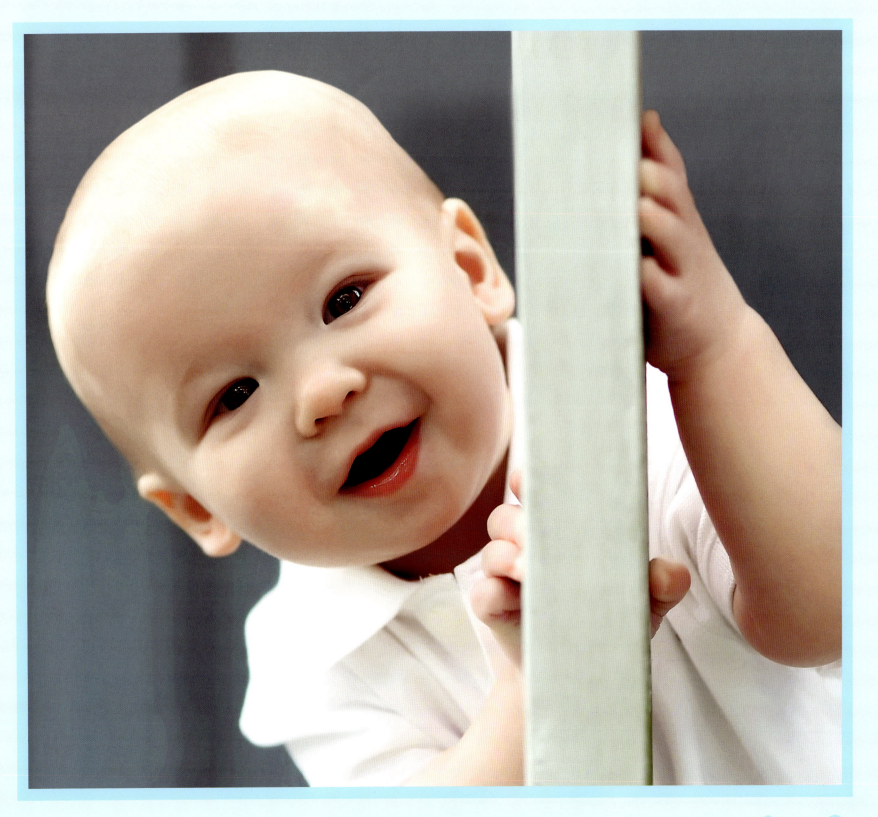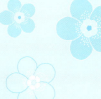

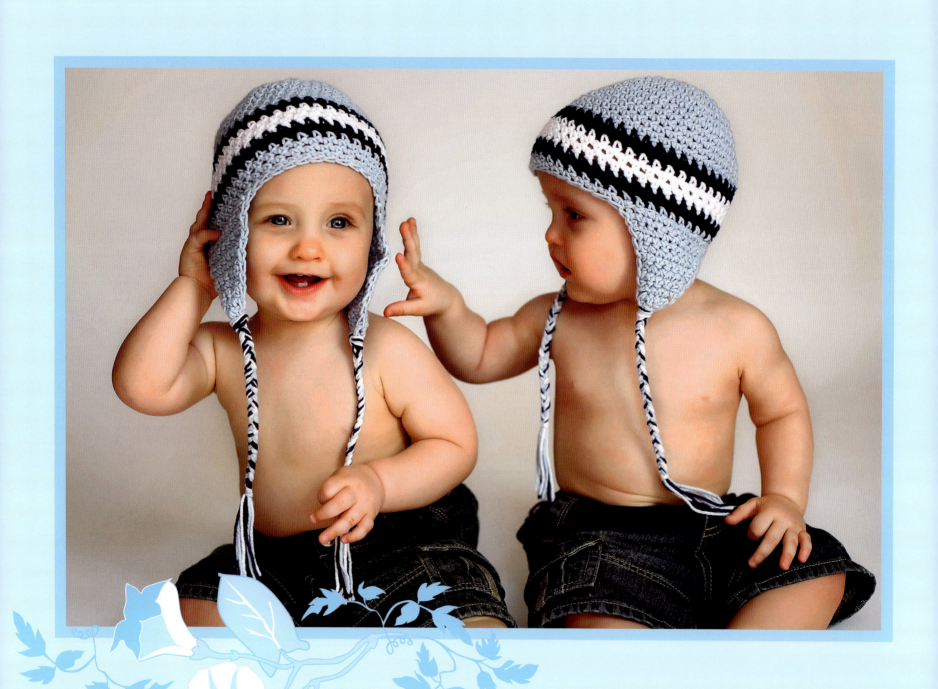

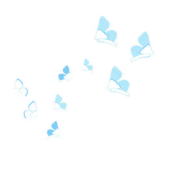
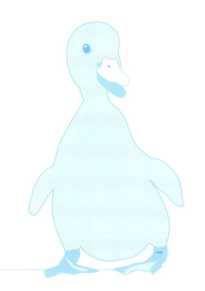

Brincadeiras

Minhas brincadeiras favoritas

As brincadeiras favoritas com a mamãe

As brincadeiras favoritas com o papai

Meus coleguinhas de brincadeiras

Atividades em grupo prediletas

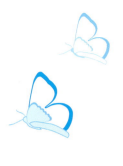
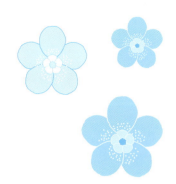

As minhas preferências

Brinquedos

Lugares

Roupas

Livros

Atividades

Músicas

Cores

Personagens de contos de fadas

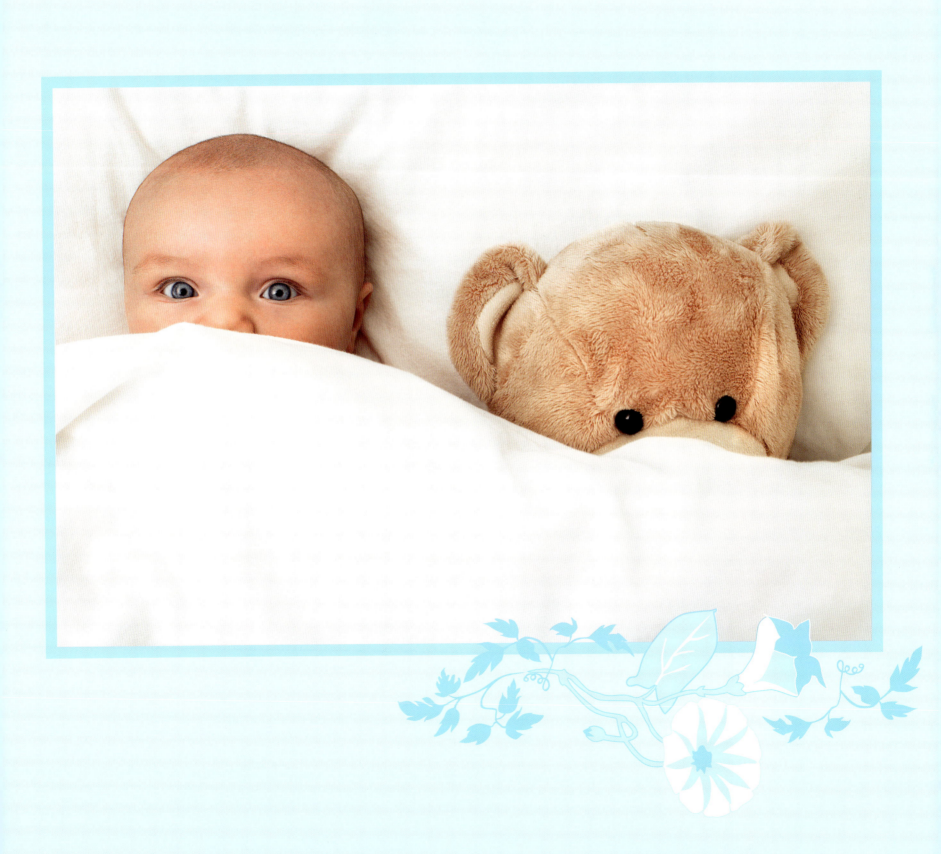

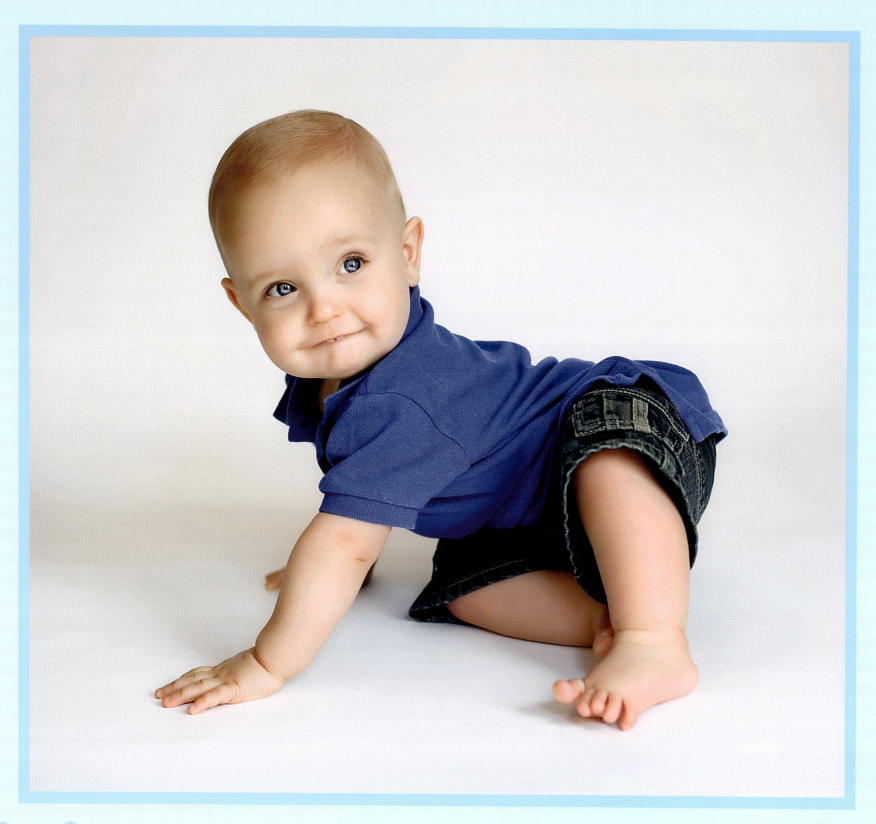
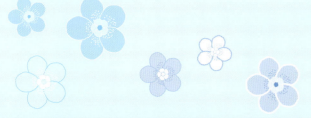

O dia do bebê
no primeiro mês

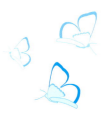

Os horários de dormir

Os horários de comer

A hora de brincar

Recordações da mamãe

aos três meses

Os horários de dormir

Os horários de comer

A hora de brincar

Recordações da mamãe

aos seis meses

Os horários de dormir

Os horários de comer

A hora de brincar

Recordações da mamãe

aos doze meses

Os horários de dormir

Os horários de comer

A hora de brincar

Recordações da mamãe

aos dois anos

Recordações da mamãe

aos três anos

Recordações da mamãe

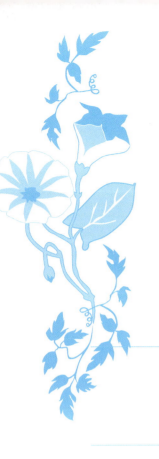

Saindo de férias

Minhas primeiras férias

Época do ano

Minha idade

Quem estava conosco durante as férias

O que fizemos

Minhas reações

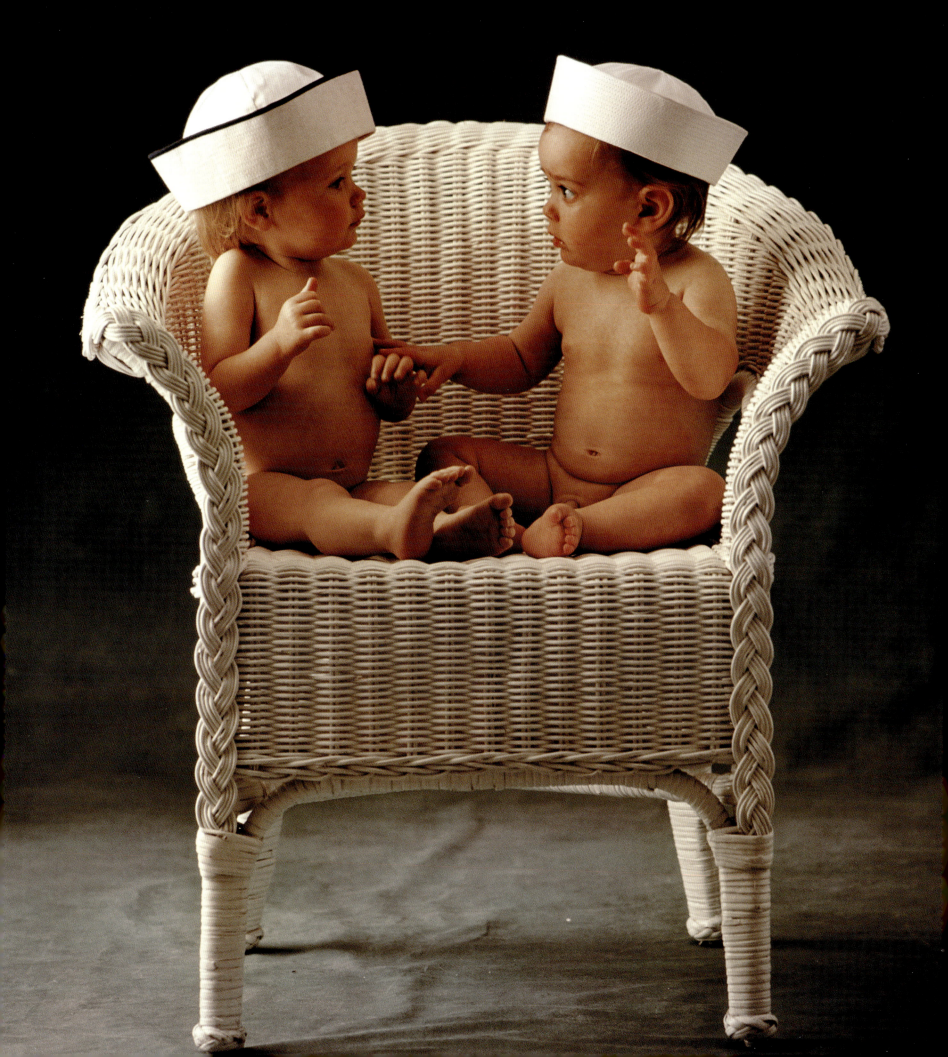

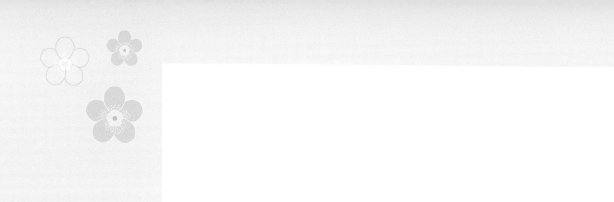
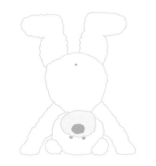
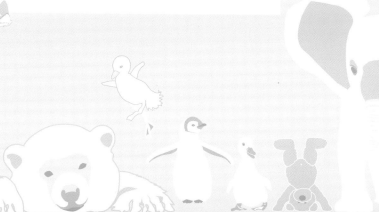

Fotografias

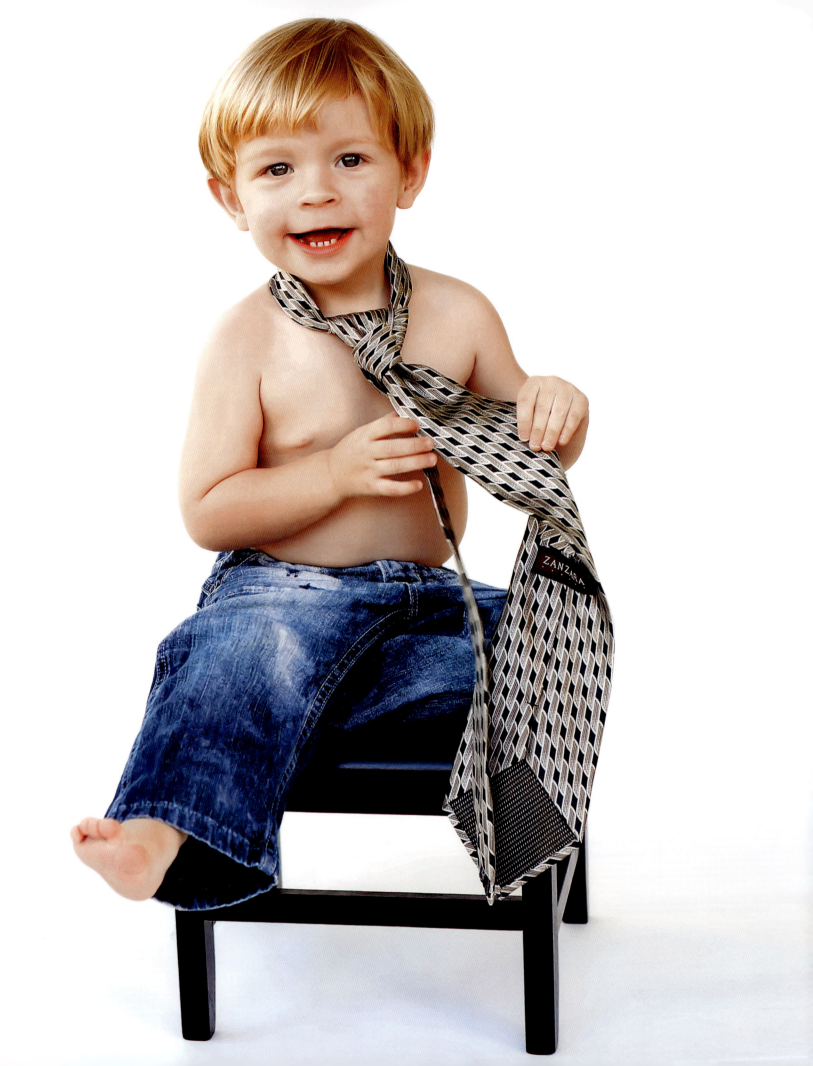

Cerimônias e ocasiões especiais

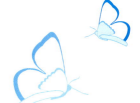

Evento

Data

Parentes e amigos presentes

Eventos importantes a serem lembrados

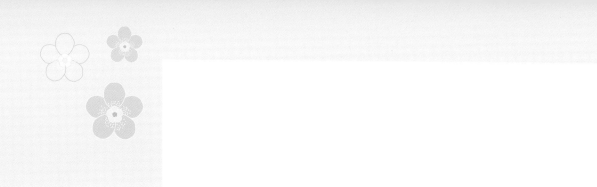
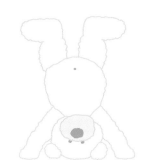

Fotografias

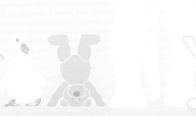

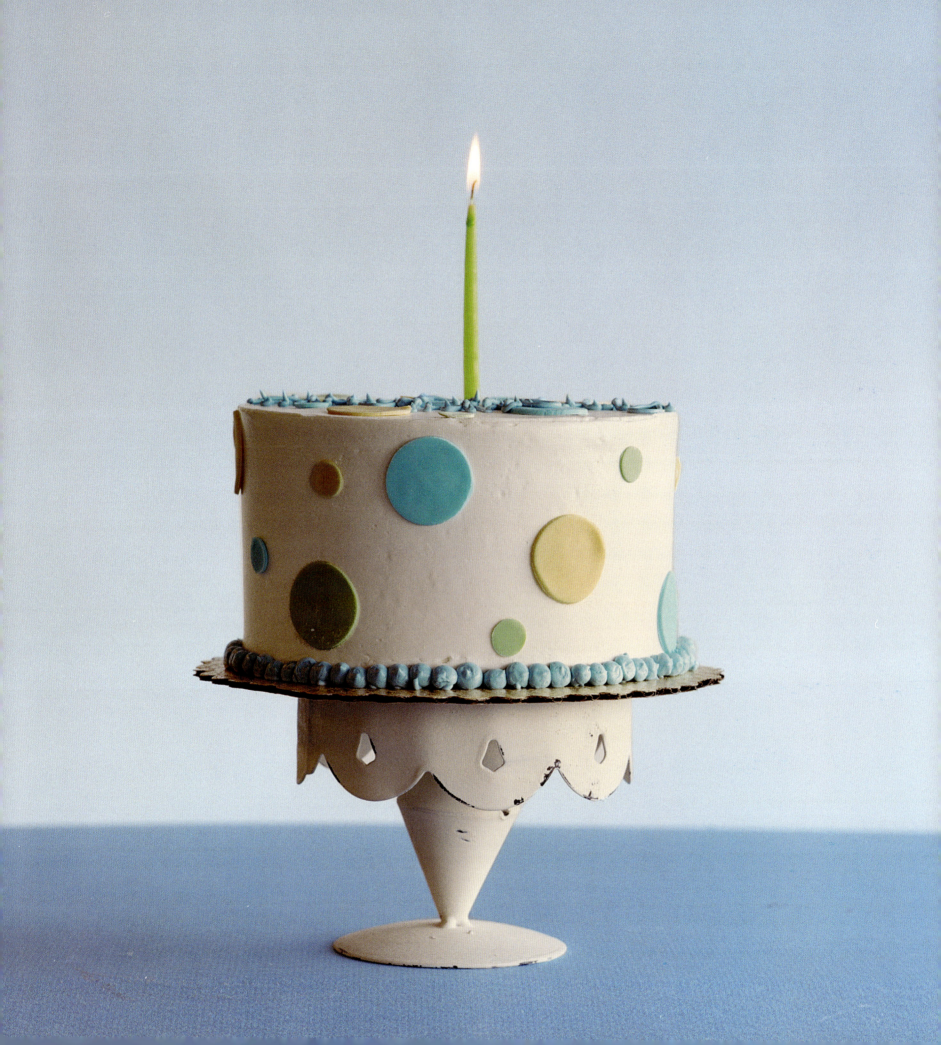

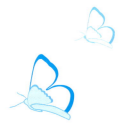
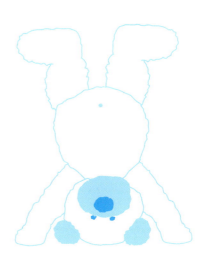

Meu primeiro aniversário

Como festejamos

Quem compareceu à comemoração

O bolo de aniversário

Minhas reações

Meu presente favorito

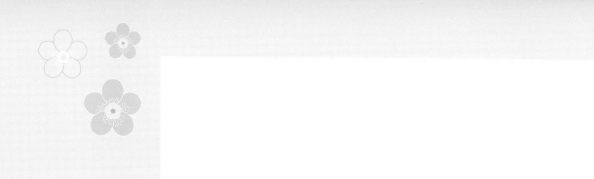
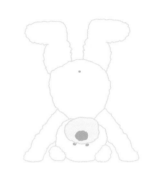
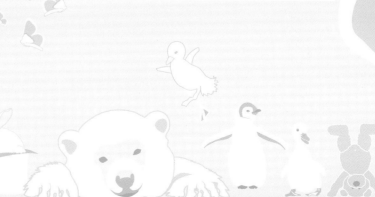

Fotografias

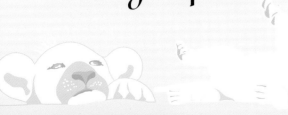
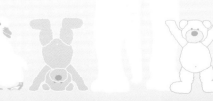

Meu segundo aniversário

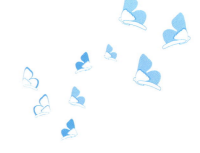
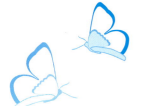

Recordações inesquecíveis ...

_____
_____
_____
_____

Meu terceiro aniversário

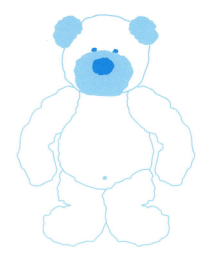

Recordações inesquecíveis...

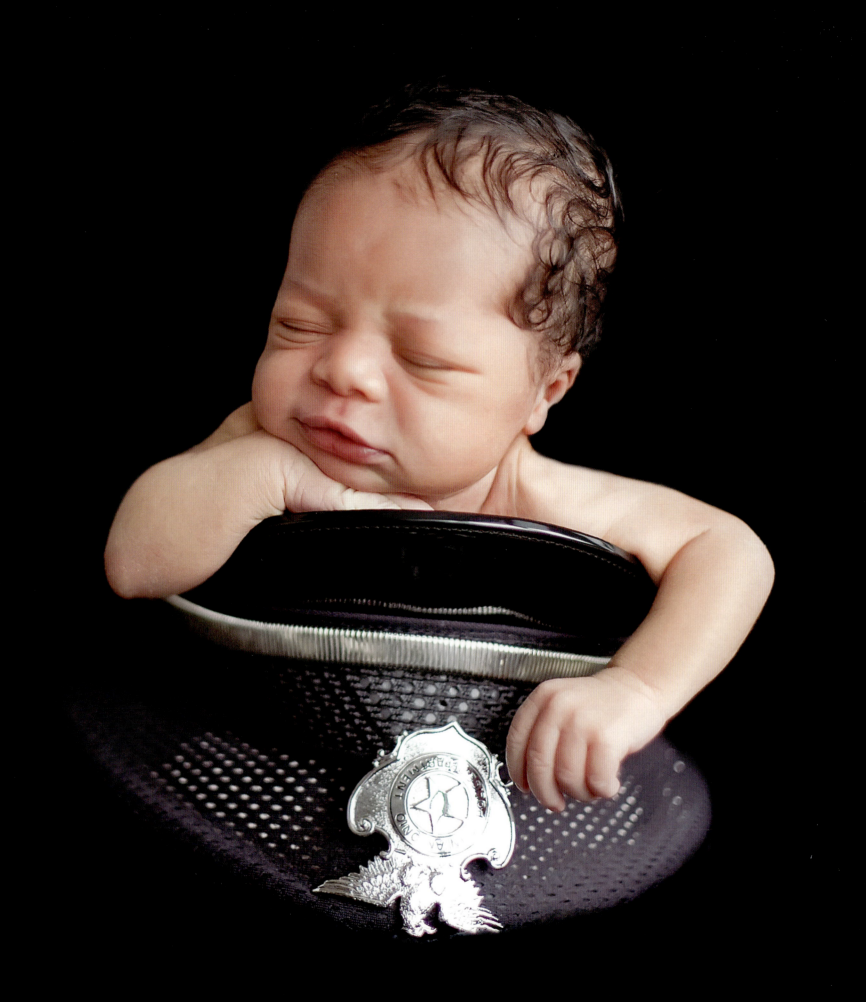

Telefones úteis

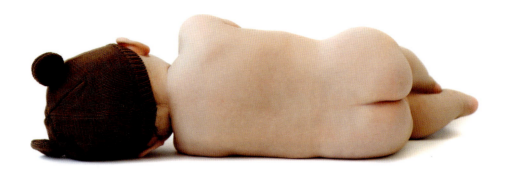

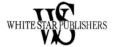

Elle Mendenhall, fundadora da Ella Bella Photography, com sede em Austin (Texas), é especializada na produção de retratos criativos de recém-nascidos e crianças à luz natural. Elle é uma das principais retratistas do Texas e é bastante apreciada por seu estilo e pela moderna abordagem fotográfica.

Crédito das fotos
Todas as fotos foram tiradas por Elle Mendenhall (Ella Bella Photography), com exceção das seguintes: página 44 – Edvard March/Corbis; página 47 – Moodboard/Corbis; página 75 – Morgan David de Lossy/Corbis; página 81 – Getty Images; página 88 – Rebecca Emery/Getty Images

Título do original em inglês: *My First Steps – Baby Boy*
WS White Star Publishers® é marca registrada propriedade da White Star s.r.l.

© 2010, 2014 White Star s.r.l.
Piazzale Luigi Cadorna, 6
20123 Milan, Italy
www.whitestar.it

Coordenação editorial da edição original: Giada Francia
Design gráfico: Marinella Debernardi
Ilustrações: Clara Zanotti

Este livro contempla as regras do Acordo Ortográfico da Língua Portuguesa.
Tradução: Soraya Imon de Oliveira

Dados Internacionais de Catalogação na Publicação (CIP)
(Câmara Brasileira do Livro, SP, Brasil)

Mendenhall, Elle
Meus primeiros anos de vida : álbum do menino / fotografias de Elle Mendenhall ; [traduzido por Soraya Imon de Oliveira]. -- Barueri, SP : Manole, 2011.
Título original: My first steps : baby boy.
ISBN 978-85-204-3208-2
1. Álbuns 2. Álbuns de recordações 3. Bebês – Desenvolvimento I. Título.
10-10650   CDD-920.0022

Índices para catálogo sistemático:
1. Álbuns educativos : Bebês : Reminiscências   920.0022
2. Bebês : Álbuns educativos : Reminiscências   920.0022

Edição brasileira – 2011; 1ª reimpressão – 2012; 2ª reimpressão – 2014;
3ª reimpressão – 2016; 4ª reimpressão – 2019

Todos os direitos reservados.
Nenhuma parte deste livro poderá ser reproduzida, por qualquer processo,
sem a permissão expressa dos editores.
É proibida a reprodução por xerox.
A Editora Manole é filiada à ABDR – Associação Brasileira de Direitos Reprográficos.

Direitos em língua portuguesa adquiridos pela:
Editora Manole Ltda.
Av. Ceci, 672 – Tamboré
06460-120 – Barueri – SP – Brasil
Tel.: (11) 4196-6000
www.manole.com.br | https://atendimento.manole.com.br/
Impresso na China | *Printed in China*

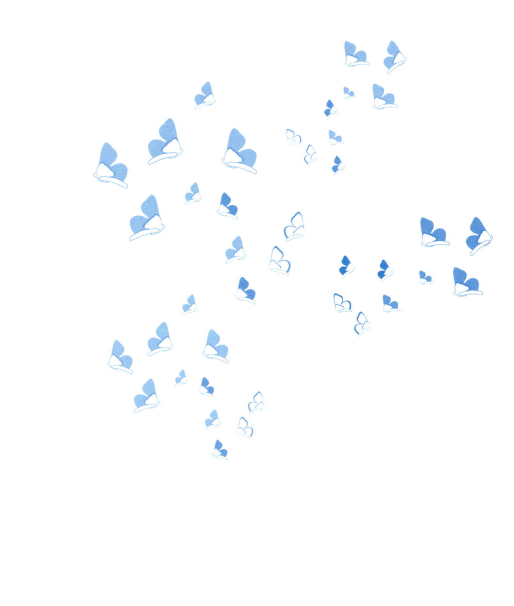

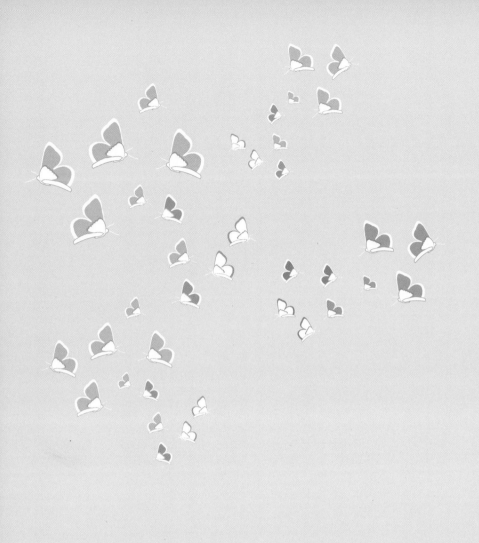